Fluir y Brillar

¡Nota del terapeuta!

¡Hola! Crecer trae muchos cambios,
y lo estás haciendo de maravilla.
Recuerda: eres fuerte, hermosa y
muy capaz.
Puedes lograrlo, y nunca estarás
sola. ¡Brilla con luz propia y sé
amable contigo misma!

♥ — Keisha McDonald, LPC

Capítulo 1:

Entendiendo tu período

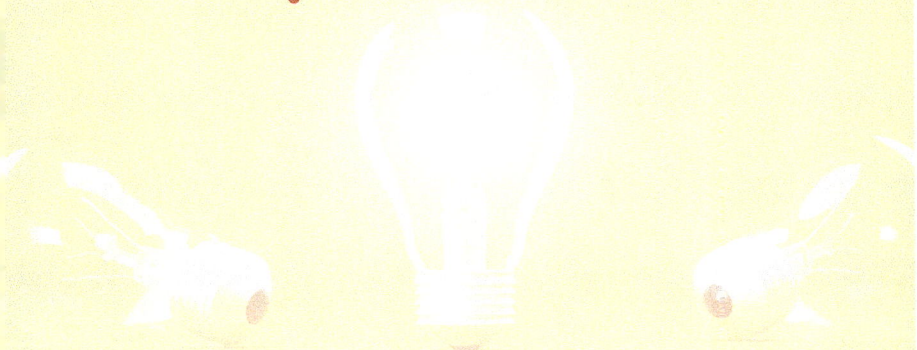

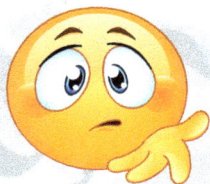

¿Qué pasa con los períodos?

Bien, hablemos de los puntos, no de los que están al final de una oración, sino de los que aparecen una vez al mes y te hacen preguntarte: "Espera, ¿qué le está pasando a mi cuerpo?".

Primero lo primero: ¡tener la regla es completamente normal! Significa que tu cuerpo está creciendo y funcionando como debe. Puede parecer extraño o incluso un poco aterrador al principio, pero una vez que entiendas lo que está pasando, te sentirás mucho más segura y en control.

En resumen:

Cada mes, tu cuerpo se prepara para la posibilidad de un bebé (**no te preocupes, ¡esto no significa que vayas a tener uno pronto!**).

Lo hace creando un revestimiento suave y acolchado dentro del útero, como si fuera una cama acogedora. Pero si no necesitas un bebé, tu cuerpo dice "¡Bueno, no necesito esto ahora!" y libera ese revestimiento.

Eso es lo que es tu periodo: simplemente es cómo tu cuerpo libera ese revestimiento extra, que sale como una mezcla de sangre y tejido por la vagina. Esto ocurre aproximadamente una vez al mes, ¡y es totalmente normal!

El ciclo menstrual

(también conocido como la rutina mensual de tu cuerpo)

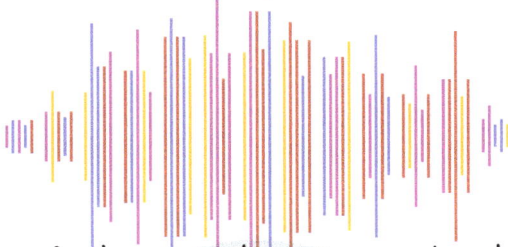

Tu periodo es solo una parte de un ciclo mensual genial que sigue tu cuerpo. Imagínatelo como una lista de reproducción que se repite, pero en lugar de canciones, ¡son las diferentes fases por las que pasa tu cuerpo cada mes!

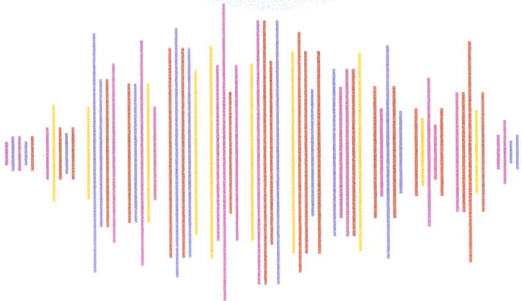

Aquí te lo explicamos:

🎵 Pista 1:
La fase del período
(días 1-7)

Es cuando te viene la regla. Tu cuerpo está eliminando el revestimiento viejo, y podrías ver sangre roja, marrón o rosada al ir al baño. Suele durar de 3 a 7 días.

🎵 Pista 2:
La fase de preparación
(días 8-14)

Después de que termina tu período, tu cuerpo comienza a construir un revestimiento nuevo y fresco dentro del útero, por si acaso es necesario.

Aquí está el desglose continuo:

🎵 Pista 3:
La fase de ovulación
(alrededor del día 14-16)

Tu ovario libera un óvulo (¡no lo sentirás!).
Esto es solo parte del ciclo natural de tu cuerpo.

🎵 Pista 4:
La fase de espera (Días 17-28)
Si no se necesita el óvulo,
el cuerpo se prepara para limpiar el
revestimiento nuevamente,
lo que significa que tu período está
en camino y el ciclo comienza de nuevo.

La mayoría de los ciclos menstruales duran unos 28 días, pero algunos son más cortos (21 días) o más largos (hasta 35 días). ¡No hay problema! El ciclo de cada chica es un poco diferente, y eso es normal.

Lo que podrías sentir

(¡también conocidos como síntomas del período!)

Tu cuerpo trabaja duro durante la menstruación, y a veces eso significa que sentirás algunos cambios en tu cuerpo y estado de ánimo.

Esto es lo que puedes esperar:

Síntomas físicos
(La forma en que tu cuerpo te dice "¡Hola, estoy trabajando!")

✅ **Cólicos:** ¿Esa sensación de dolor y retorcimiento en el bajo vientre? Es el útero haciendo pequeñas contracciones para expulsar el revestimiento viejo. ¡Una almohadilla térmica, estiramientos o respiración profunda pueden ayudar!

✅ **Hinchazón:** Tu estómago podría sentirse un poco hinchado o apretado (como después de una comida copiosa). ¡Beber agua ayuda!

✅ **Dolor en los senos:** Tu pecho podría sentirse un poco sensible o sensible. ¡Totalmente normal y desaparece!

✅ **Dolores de cabeza:** Algunas chicas tienen dolores de cabeza leves antes o durante la menstruación. Mantenerse hidratada y descansar ayuda.

Síntomas emocionales
(¡Porque las hormonas tienen voluntad propia!)

Cambios de humor: Un minuto te ríes y al siguiente te molesta que tu lápiz exista. ¡Son las hormonas hablando!

Sentirse muy emocional: Quizás quieras llorar viendo un video de un perrito adorable (o un anuncio de cereales, ¡sin juzgarte!).

Baja energía: Tu cuerpo está ocupado haciendo tareas importantes, así que podrías sentirte más cansado de lo habitual. ¡Tranquilo y duerme bien!

No todos experimentan todos estos síntomas, y pueden ser diferentes cada mes. ¿La buena noticia? ¡Puedes controlarlos! Cosas como mantenerte hidratado, comer refrigerios saludables, moverte y descansar lo suficiente pueden ayudarte a sentirte mucho mejor.

Hormonas

Conoce a tus mensajeros internos: ¡las hormonas!

¡Bienvenida a la sede secreta de TI!

¡Hola, superestrella! ⭐

¿Sabías que tu cuerpo tiene pequeños mensajeros invisibles que te envían señales secretas para ayudarte a crecer, sentirte e incluso a que te llegue la regla? ¡Sí! Estos pequeños mensajeros se llaman hormonas y son como un escuadrón de superhéroes que trabajan entre bastidores.

Sede de las hormonas: Donde ocurre la magia

Imagina que tu cerebro tiene un centro de control, ¡como el cuartel general de una película de espías! 🕵 En su interior, una pequeña pero poderosa jefa llamada glándula pituitaria toma decisiones importantes. Le dice a tu cuerpo: "¡Muy bien, hora de empezar a cambiar!" y ¡BOOM!, las hormonas salen como mensajeros emocionados, enviando sus mensajes a diferentes partes de tu cuerpo.

Conoce a tus mensajeros internos:
¡las hormonas!

Conoce al equipo:
¡Las claves de la pubertad!

🚀 Estrógeno: ¡el superplanificador!

Ayuda a tu cuerpo a crecer, moldea tus curvas y prepara tu útero para la menstruación. Piensa en él como el arquitecto de los grandes cambios de tu cuerpo.

🔥 Progesterona: ¡la creadora de bienestar!

Trabaja con el estrógeno para ayudarte con tu ciclo menstrual y asegurar que tu cuerpo se mantenga equilibrado. Es como un entrenador amable que se asegura de que todo marche sobre ruedas.

⚡ Testosterona: ¡el energizante!

Aunque es más común en los chicos, ¡las chicas también lo tienen! Ayuda con el crecimiento muscular, la energía e incluso con el estado de ánimo. ¡Piensa en él como un potenciador secreto!

¡Tu Cuartel General Secreto!

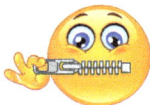

😶

¿Por qué las hormonas te hacen sentir... TODAS LAS SENSACIONES?

Un minuto te ríes, y al siguiente sientes que vas a llorar viendo un video de un cachorrito adorable. 😭🐶

¿Qué pasa?

Bueno, las hormonas también envían señales a tus emociones. Es como tener una emisora de radio en el cerebro que a veces pone música alegre y otras veces bandas sonoras de películas dramáticas.

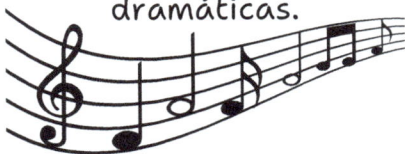

¡Tu Cuartel General Secreto!

Cómo Trabajar CON tus Hormonas (¡No Contra ellas!)

🛏️ **Duerme bien:** Tu cuerpo necesita descansar para mantener el equilibrio. (¡Sí, dormir bien es real!)

🥦 **Come todo el arcoíris:** Las frutas, verduras y proteínas le dan a tus hormonas el combustible que necesitan.

🤸 **Mueve tu Cuerpo:** Bailar, estirarte o simplemente moverte te ayuda a liberar el estrés.

¡Tu Cuartel General Secreto!

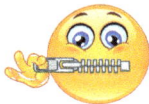

¿Por qué las hormonas te hacen sentir... TODAS LAS SENSACIONES?

Un minuto te ríes de un meme. Al siguiente, estás llorando a mares con un video de un perrito adorable. Y de repente, ¡BOOM!, ¡te enojas porque tu golosina favorita se fue! 😭🍪

¡¿Qué pasa con eso?!

Bueno, tus hormonas son como pequeños DJs en tu cerebro, ¡cambiando la música de tu lista de emociones sin previo aviso! A veces ponen una canción divertida y animada, y otras, una balada lenta y emotiva. 🎵🎵🎵

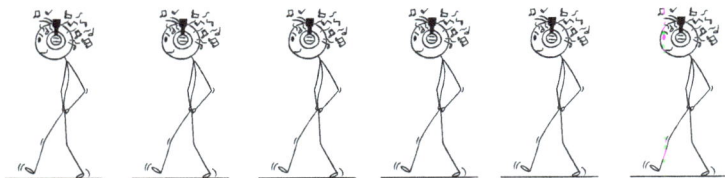

Cuartel General Secreto!

Cómo Trabajar CON tus Hormonas
(¡No Contra ellas!)

Así es como las hormonas pueden cambiar las cosas:

💖 **Cambios de humor:** El estrógeno y la progesterona pueden intensificar tus emociones, como si subieras el volumen de todo lo que sientes. Un día puedes sentirte súper segura y al siguiente, cuestionarlo todo.
(¡Totalmente normal, por cierto!)

🍕 **Antojos y Subidas y Bajadas de Energía:**
¿Alguna vez de repente quieres TODO EL CHOCOLATE 🍫 o te sientes súper cansada sin razón? Las hormonas pueden afectar tus niveles de hambre y energía, provocando antojos de ciertos alimentos o mucha somnolencia.

¡Tu Cuartel General Secreto!

Cómo Trabajar CON Tus Hormonas
(¡No Contra Ellas!)

😡 Estación de Irritación: A veces, cosas que normalmente no te molestan de repente sí lo hacen **(¡como que tu hermano respire muy fuerte! 😤).**

Esto se debe a que tu cerebro se está adaptando a los nuevos niveles hormonales y lleva tiempo acostumbrarse.

😊 Súper Feliz, Súper Triste, Súper Todo:

¡La pubertad es como subirte a una montaña rusa con vueltas sorpresa! 🎢

No solo eres feliz, ¡eres MUY FELIZ! Y cuando estás triste, puede sentirse como LA TRISTEZA MÁS TRISTE DE TODA LA HISTORIA.

¿La buena noticia?

Estos sentimientos pasan y aprendes a surfear. 🌊

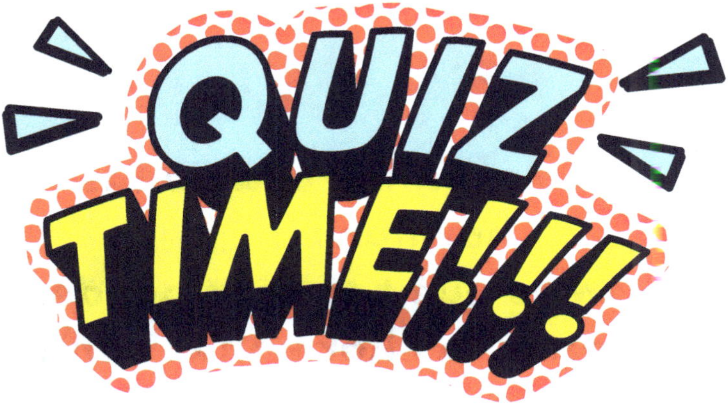
QUIZ
TIME!!!

🎮 Juego divertido:

¡La montaña rusa de las hormonas! 🎢
¡Veamos qué tan bien puedes relacionar las hormonas con las emociones y acciones!

👉 Cómo jugar:

A continuación se presentan diferentes situaciones. ¡Elige la hormona que podría estar actuando!

1 De repente te dan ganas de abrazar a tu mejor amigo sin motivo alguno.

A) Estrógeno
B) Testosterona
C) Progesterona

2 Tienes muchísima hambre y podrías comerte una pizza entera tú solo. 🍕
A) Progesterona
B) Estrógeno
C) Hormonas para dormir

3 Te sientes súper seguro y listo para conquistar el mundo. 💪
A) Estrógeno
B) Testosterona
C) Progesterona

4 Lloras durante un anuncio sobre animales bebés. 🐶
A) Estrógeno
B) Hormonas de la felicidad
C) Hormonas del estrés

5 Tienes muchísimo sueño y solo quieres acurrucarte en una manta. 🥱
A) Estrógeno
B) Progesterona
C) Hormona de los frijoles saltarines

Lo más importante que hay que recordar

Tu punto no es algo que te dé miedo, es simplemente una parte normal y natural de la vida. Significa que tu cuerpo está creciendo y haciendo exactamente lo que debe hacer.

¿Y sabes qué? No estás sola. Millones de chicas y mujeres lo experimentan a diario. Cuanto más aprendas sobre tu ciclo, más segura te sentirás.

Así que, respira hondo, ¡lo tienes! 💖

(Respuestas: 1-A, 2-A, 3-B, 4-A, 5-B)

A continuación:

¡Cómo cuidarte
durante el punto!

Capítulo 2: ¿Qué Puedes Esperar?

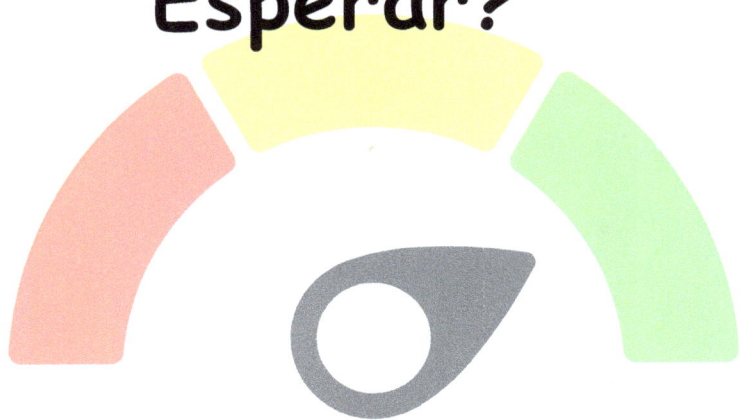

EXPECTATIONS

Cómo puedes reconocer cuándo viene tu primer período

¡Hola! ¿Te preguntas cuándo llegará tu primera menstruación?

No hay un calendario gigante en el cielo que te lo diga, pero tu cuerpo sí te envía **pistas** para que estés preparada.

Aquí tienes algunas señales que pueden indicar que tu periodo está en camino:

Flujo vaginal (flujo blanco o transparente) – Si notas una secreción clara o blanca en tu ropa interior, ¡eso es normal! Suele aparecer seis meses a un año antes de tu primera menstruación.

Cambios en el cuerpo – Puede que notes más vello en las axilas y en la zona íntima.

Cambios en el estado de ánimo – Un momento estás feliz, y al siguiente, todo te molesta. ¡Son las hormonas haciendo su trabajo!

Cambios en el pecho – Puede que tus senos empiecen a crecer o se sientan un poco sensibles.

Cada cuerpo es diferente, así que no te preocupes si tu menstruación llega antes o después que la de tus amigas. Tu cuerpo tiene su propio ritmo, y eso está bien. 💝

¿Cuánto Dura y Qué es Normal?

Tus primeras menstruaciones pueden ser irregulares y eso es completamente normal. Algunas duran tres días, otras siete días—todo depende de tu cuerpo.

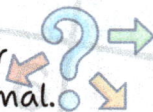

En los primeros meses (o incluso años), es posible que tu ciclo no sea exacto cada mes.

No hay una única forma de ser "normal" cuando se trata de la menstruación.

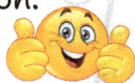

Cómo Llevar un Registro de tu Ciclo

Llevar un registro de tu periodo es como hacer un diario de tu cuerpo. Esto te ayuda a entender mejor tu ciclo y evitar sorpresas.

Puedes anotar:
Cuándo empieza y termina tu periodo
(así sabrás cuándo esperar el siguiente)
Qué tan abundante es tu flujo
(puedes usar una escala de ✨ ligero a 💥 abundante)
Cómo te sientes
(cólicos, hinchazón, cambios de humor, antojos).

Puedes usar una agenda, una aplicación o un calendario sencillo. Cuanto más te conozcas, más confianza tendrás en tu propio cuerpo.

¡Tú tienes el control! 💪❤️

Capítulo 3: Cómo Manejar tu Menstruación

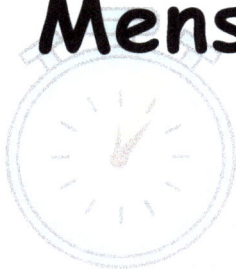

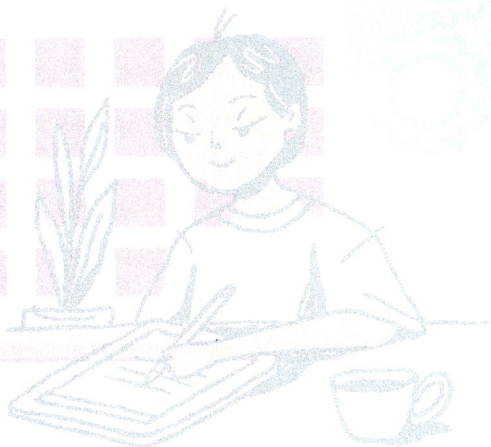

Cómo Usar Toallas Sanitarias, Tampones y Ropa Interior Menstrual

¡Buenas noticias! Hay varias opciones para manejar tu periodo, y puedes elegir la que te haga sentir más cómoda:

He aquí un breve resumen:

- **Toallas sanitarias** 💧 – Se colocan en la ropa interior y absorben el flujo menstrual. Se deben cambiar cada 4-6 horas
(o antes si están muy llenas)

- **Tampones** 🩹 – Se insertan en la vagina y absorben la sangre desde el interior. Se deben cambiar cada 4-8 horas. Si eres principiante, comienza con un tamaño pequeño y practica hasta sentirte cómoda.

- **Ropa interior menstrual** 🩲 – Son calzones especiales con capas absorbentes que retienen el flujo. Son ideales para días de flujo ligero o como respaldo para mayor seguridad.

No hay una única opción correcta, así que prueba lo que mejor funcione para ti. ¡Tu periodo, tu elección!

Cómo Evitar Fugas y Accidentes

¿Tuviste un pequeño accidente?
No pasa nada, a todas nos ha pasado.

Aquí hay algunos trucos para manejarlo:

- <u>Lleva repuestos</u> — Unas toallas sanitarias extras, un par de ropa interior y toallitas húmedas en tu bolso pueden salvarte en cualquier momento.

- <u>Usa ropa oscura</u> — En los días de flujo más intenso, los pantalones oscuros pueden darte más tranquilidad.

- <u>El truco del suéter</u> — Si tienes una mancha y no puedes cambiarte de inmediato, ata un suéter o chaqueta a tu cintura. ¡Problema resuelto!

Higiene y Cuidado Durante tu Periodo

- **Dúchate diariamente** — Mantente fresca con agua tibia y un jabón suave.

- **Cambia tus productos regularmente** — Nunca uses un tampón por más de 8 horas y cambia tus toallas sanitarias cada 4-6 horas.

- **Nunca tires tampones o toallas al inodoro** 🧹✖ — Siempre envuélvelos en papel y deséchalos en la basura.

- **Prioriza tu comodidad** — Usa ropa suave y cómoda, descansa cuando lo necesites y cuídate con cariño. 💕

COZY
– AND –
COMFY

Menstrual hygiene
is a necessity

Capítulo 4: Bienestar emocional y autocuidado

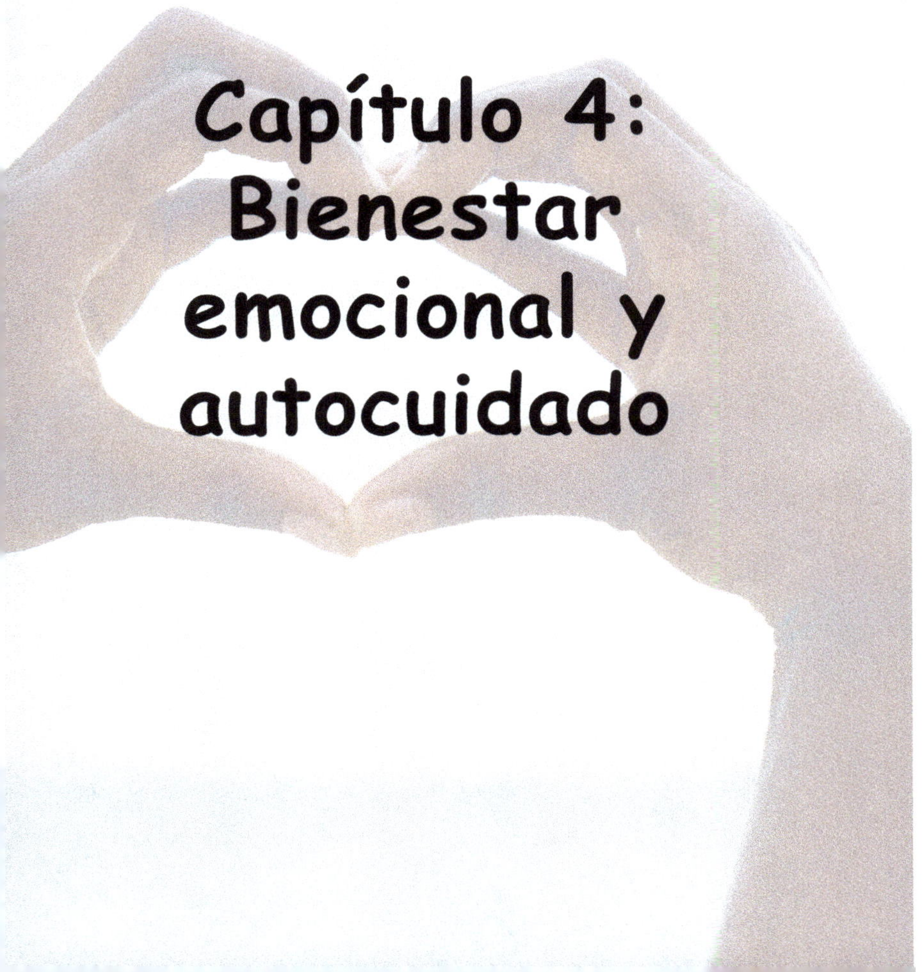

Cambios de humor y emociones

Un minuto te ríes de un meme y al siguiente lloras por un video de cachorros... **¡¿QUÉ?!**

¡Bienvenidos a la ciudad de las hormonas!

Los cambios de humor son normales, pero aquí te decimos cómo manejarlos:

• **Pausa y respira:** si te sientes abrumado, respira hondo. Cuenta hasta cuatro, inhala... exhala. 😌

• **Mueve tu cuerpo:** ¡un paseo corto o un estiramiento pueden hacer maravillas!

•**Háblalo:** desahógate con un amigo o familiar de confianza o incluso escríbelo.

Afirmaciones positivas y positividad corporal

Tu cuerpo es **INCREÍBLE.**
Dilo conmigo:

¡Mostrémosle un poco de amor!

Repite conmigo:

"Soy fuerte y hermosa tal como soy".

"Mi cuerpo es poderoso y funciona exactamente como debería."

"¡Estoy creciendo, brillando y soy imparable!"

Ejercicios de atención plena para cólicos y estrés

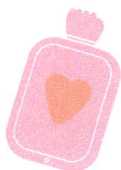

Terapia de calor: usa una almohadilla térmica o una toalla tibia sobre tu vientre.

Yoga suave: prueba la postura del niño o acuéstate boca arriba con las rodillas flexionadas.

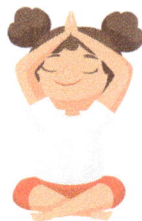

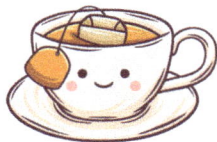

Bebe té caliente: el té de manzanilla o jengibre puede aliviar los cólicos.

Capítulo 5: Hábitos saludables

Alimentos que te ayudan durante la menstruación

🥦 **Verduras de hoja verde:** aumentan los niveles de hierro

🍌 **Plátanos:** ayudan con la hinchazón

🍫 **Chocolate negro:** un delicioso estimulante para el ánimo
(¡sí, en serio!)

Mantenerse activa e hidratada

Aunque te sientas como una teleadicta, moverte un poco puede hacerte sentir mejor. ¡Y no olvides el agua: ayuda a reducir la hinchazón y los dolores de cabeza!

La importancia del sueño

Tu cuerpo está trabajando duro, así que dale al menos de 8 a 10 horas de sueño. Créeme, ¡te sentirás MUCHO mejor!

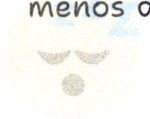

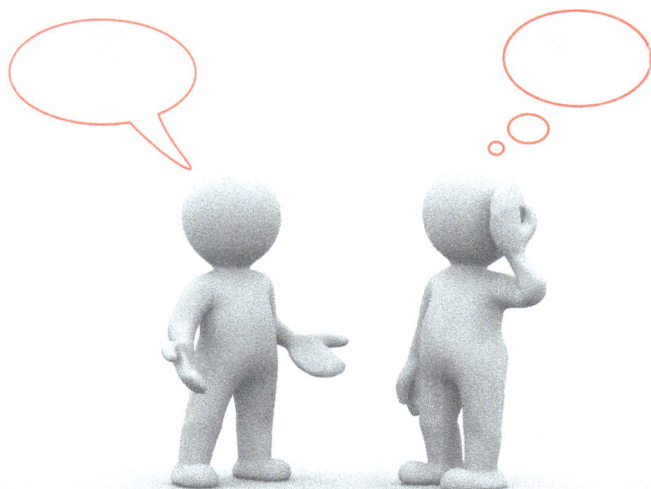

Capítulo 6:
Cómo Hablar
Sobre la
Menstruación

Cómo hablar con padres, cuidadores o amigos

¡La menstruación no debería ser un secreto!
Puedes decir simplemente:

- "Oye, creo que me vino la regla. ¿Me ayudas a conseguir algunos productos?"

- "Hoy tengo cólicos, ¿tienes algún consejo?"

Rompiendo mitos y normalizando la conversación sobre la menstruación

🚫 Mito: No puedes nadar durante tu período.
🚫 Mito: No puedes nadar con la regla.
(¡Falso! ¡Existen tampones y trajes de baño para la menstruación!)
🚫 Mito: La menstruación es sucia.
(¡No! Es un proceso natural y saludable).

Fomentando la confianza y la autodefensa

Es **TU** cuerpo y mereces sentirte segura de él. Nunca tengas miedo de hacer preguntas ni de defenderte. ¡La menstruación es poderosa, no vergonzosa!

Capítulo 7: Secciones divertidas e interactivas

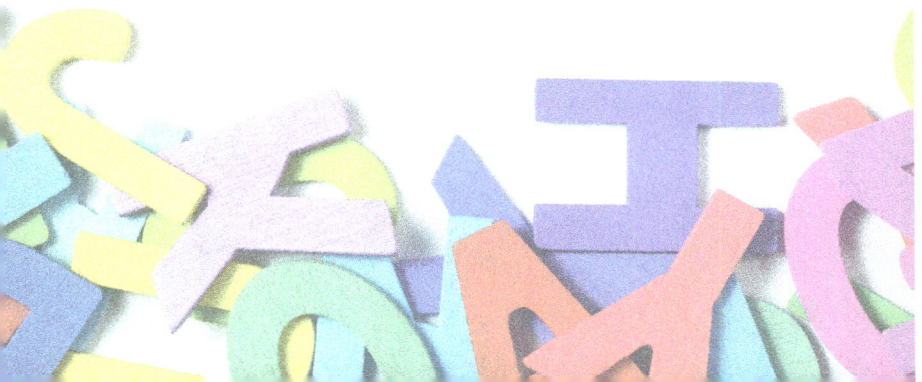

Páginas de diario para registrar ciclos y estados de ánimo

Usa estas páginas para anotar cuándo te viene la regla, cómo te sientes y cualquier antojo o síntoma.

Rastreador de período

	Jan	Feb	Mar	Apr	May	Jun	Jul	Aug	Sep	Oct	Nov	Dec
01												
02												
03												
04												
05												
06												
07												
08												
09												
10												
11												
12												
13												
14												
15												
16												
17												
18												
19												
20												
21												
22												
23												
24												
25												
26												
27												
28												
29												
30												
31												

Rastreadora ☒

Fluir ☒

Ligera

Medio

Pesado

Ovulación

Nota ☒

Duración del ciclo ☒

Jan	Feb	Mar
Apr	May	Jun
Jul	Aug	Sep
Oct	Nov	Dec

RASTREADOR DE PERÍODO

J F M A M J J A S

1.
2.
3.
4.
5.
6.
7.
8.
9.
10.
11.
12.
13.
14.
15.
16.
17.
18.
19.
20.
21.
22.
23.
24.
25.
26.
27.
28.
29.
30.
31.

FLUIR

Ligera
Medio
Pesado

NOTA

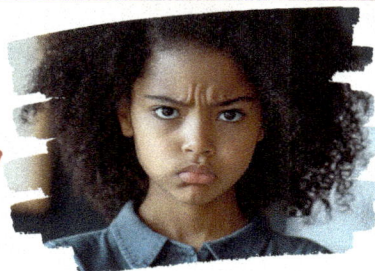

ÁNIMO
RASTREADORA

Fluir y brillar

Fecha:

MIS ACTIVIDADES

practicar yoga

Tomar una siesta rápida

escribir un diario

escuchar musica

jugar algunos juegos

MI ESTADO DE ÁNIMO

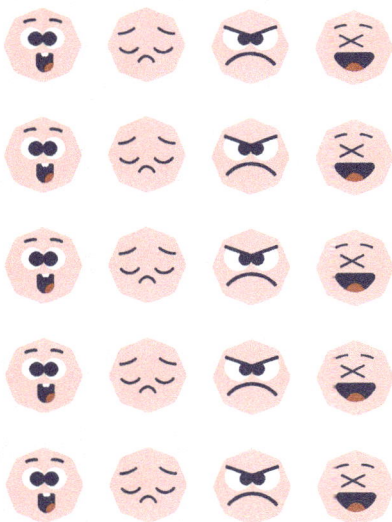

LISTA DE ESTADOS DE ÁNIMO

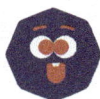 Feliz

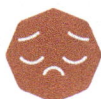 Triste

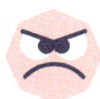 Molesta

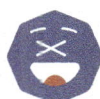 Emocionada

Date:

MY ACTIVITIES

Practice yoga

Take a power nap

Write a journal

Listen to music

Play some games

MY MOOD

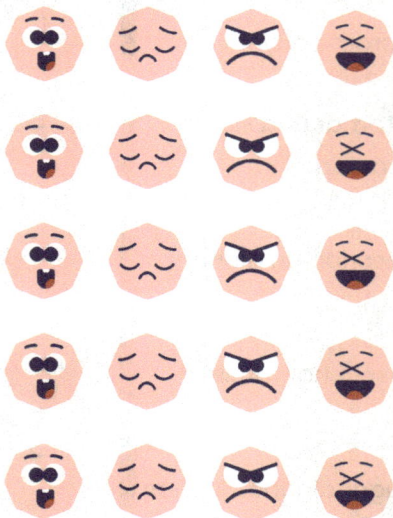

LIST OF MOODS

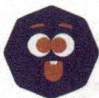
Happy

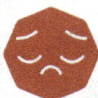
Sad

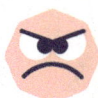
Annoyed

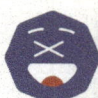
Excited

MI DIARIO GLOW

NOMBRE :_____

PLAN PARA EL DÍA

PRIORIDADES

-
-
-
-
-

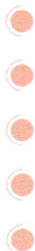

EL ESTADO DE
ÁNIMO DE HOY:

SEGUIMIENTO DE COMIDAS

DESAYUNO	ALMUERZA	CENA

NOTAS

AFIRMACIONES

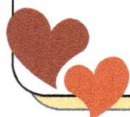

RECORDATORIO

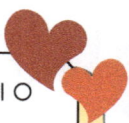

Pensamientos finales

Crecer trae muchos cambios, y tu periodo es solo uno de ellos. ¿Pero sabes qué? ¡Eres fuerte, capaz y totalmente lista para esto! 🎉 Ahora sal y sigue brillando, porque
¡tú puedes! ❤️✨

Kit Flujo y Luminosidad
(Esenciales Prácticos y Cómodos)

Esenciales para la Menstruación
Variedad de compresas (ligeras, regulares, fuertes)
Un par de bragas menstruales o protegeslips
Bolsita discreta para el colegio

1. Variedad de compresas (ligeras, regulares, fuertes) 🔴
El flujo menstrual puede variar de ligero a fuerte,
especialmente al principio.
Tener diferentes niveles de absorción ayuda a prevenir
fugas y a mantener la comodidad durante todo el día.
Compresas ligeras = ideales para el manchado o los
últimos días.
Compresas regulares = perfectas para la mayoría de los
días de flujo.
Compresas gruesas = ideales para la noche o los días de
flujo fuerte.

2. Un par de bragas menstruales o protegeslips 🩲
La ropa interior menstrual es reutilizable, cómoda y
absorbe las fugas sin necesidad de una compresa extra.
Los protegeslips son ideales para los días de flujo ligero o
como protección adicional con tampones o copas
menstruales.
¡Ambos te brindan confianza y frescura durante todo el
día!

3. Estuche discreto para la escuela 👜
Un pequeño estuche permite llevar los productos
menstruales de forma privada y sin estrés.
Ayuda a mantener los suministros organizados y a tenerlos
a mano cuando los necesitas.
También puedes guardar toallitas, ropa interior extra y
analgésicos.

SArtículos de autocuidado

Almohadilla térmica pequeña o compresa térmica reutilizable
Té de hierbas o chocolate caliente para mayor comodidad

Estos artículos de autocuidado del kit menstrual ayudan a proporcionar comodidad, relajación y alivio durante la menstruación de una preadolescente:

Almohadilla térmica pequeña o compresa térmica reutilizable: Ayuda a aliviar los cólicos y la tensión muscular relajando los músculos abdominales y mejorando el flujo sanguíneo. ¡Imprescindible para la comodidad durante la menstruación! 🌡️💁‍♀️

Té de hierbas o chocolate caliente: Bebidas calientes como el té de manzanilla, menta o jengibre pueden aliviar la hinchazón, los cólicos y el estrés. ¡El chocolate caliente es un capricho reconfortante y que mejora el estado de ánimo! ☕🍫

Artículos de Emergencia

Toallitas o bolígrafo quitamanchas
Paquete pequeño de pañuelos desechables

Los artículos que se enumeran en la sección "Artículos de Emergencia" de un kit menstrual para preadolescentes están diseñados para ayudar a afrontar situaciones inesperadas y mantener la comodidad y la higiene:

1. Toallitas o bolígrafo quitamanchas:
Sirven para limpiar rápidamente cualquier mancha menstrual en la ropa, lo que ayuda a prevenir manchas y a evitar vergüenzas si algo sucede inesperadamente.

2. Paquete pequeño de pañuelos desechables:
Los pañuelos desechables son útiles para limpiar o refrescarse cuando sea necesario, especialmente si no se tiene acceso inmediato a baños con agua y jabón. También son útiles para secar el exceso de humedad o para la higiene personal.

Estos artículos son esenciales para estar preparada y sentirse tranquila en caso de cualquier imprevisto relacionado con la menstruación.

Impulsores de Confianza

Tarjetas de afirmación para el amor propio y la confianza
Una calcomanía bonita y motivadora
Pulsera luminosa
Un mini brillo de labios "xWhat's poppin dat Glow"
Una nota escrita a mano del terapeuta

Para obtener los paquetes Flow and Glow, pide en el siguiente enlace:
Paquete Esencial:

Variedad de compresas (ligeras, regulares, densas)
Toallita femenina Summer's Eve
Ropa interior o protegeslips
Toallita húmeda
Infusión o chocolate caliente para mayor comodidad
Paquete pequeño de pañuelos desechables
Tarjetas de afirmación para el amor propio y la confianza
Una calcomanía linda y motivadora
Pulsera Glow
Recibiste este mini diario
Una nota escrita a mano del terapeuta
Paquete Glow:
Todos los artículos del paquete esencial más
Almohadilla térmica pequeña o compresa térmica reutilizable
Desinfectante de manos de lavanda
Toallitas quitamanchas o bolígrafo
Un mini brillo de labios xWhat's poppin "dat Glow"

Contact: authenticexpressions@icloud.com
Shop: AuthentikXpressions on Etsy

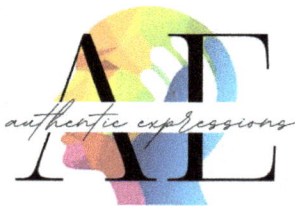

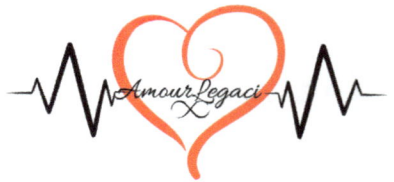